LEÇONS

SUR

LE CHOLÉRA

FAITES A LA FACULTÉ DE MÉDECINE DE MONTPELLIER

PAR

Le D' A. BROUSSE

PROFESSEUR AGRÉGÉ, CHARGÉ DE COURS

RECUEILLIES PAR **L. MALZAC**, AIDE DE CLINIQUE

PARIS

ANCIENNE MAISON DELAHAYE

L. BATTAILLE ET Cie

Éditeurs

PLACE DE L'ÉCOLE-DE-MÉDECINE

MONTPELLIER

JOSEPH CALAS

Libraire

Place Préfecture, 9

1893

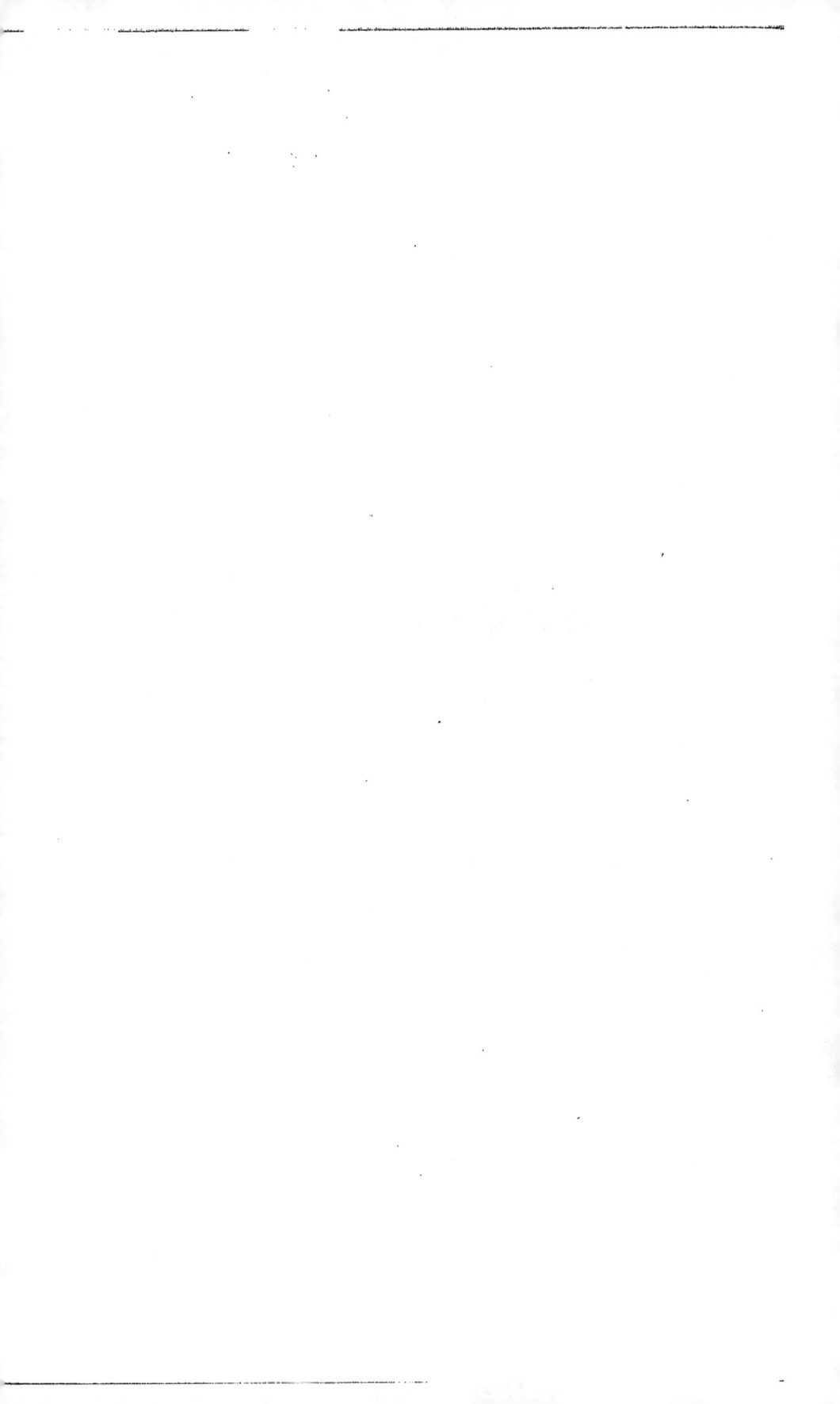

LEÇONS SUR LE CHOLÉRA

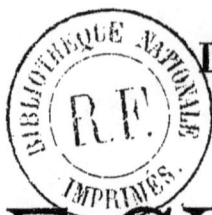

LEÇONS

SUR

LE CHOLÉRA

FAITES A LA FACULTÉ DE MÉDECINE DE MONTPELLIER

PAR

Le Dr A. BROUSSE

PROFESSEUR AGRÉGÉ, CHARGÉ DE COURS

RECUEILLIES PAR **L. MALZAC**, AIDE DE CLINIQUE

PARIS

ANCIENNE MAISON DELAHAYE

L. BATAILLE ET Cie

Éditeurs

PLACE DE L'ÉCOLE-DE-MÉDECINE

MONTPELLIER

JOSEPH CALAS

Libraire

Place Préfecture, 9

1893

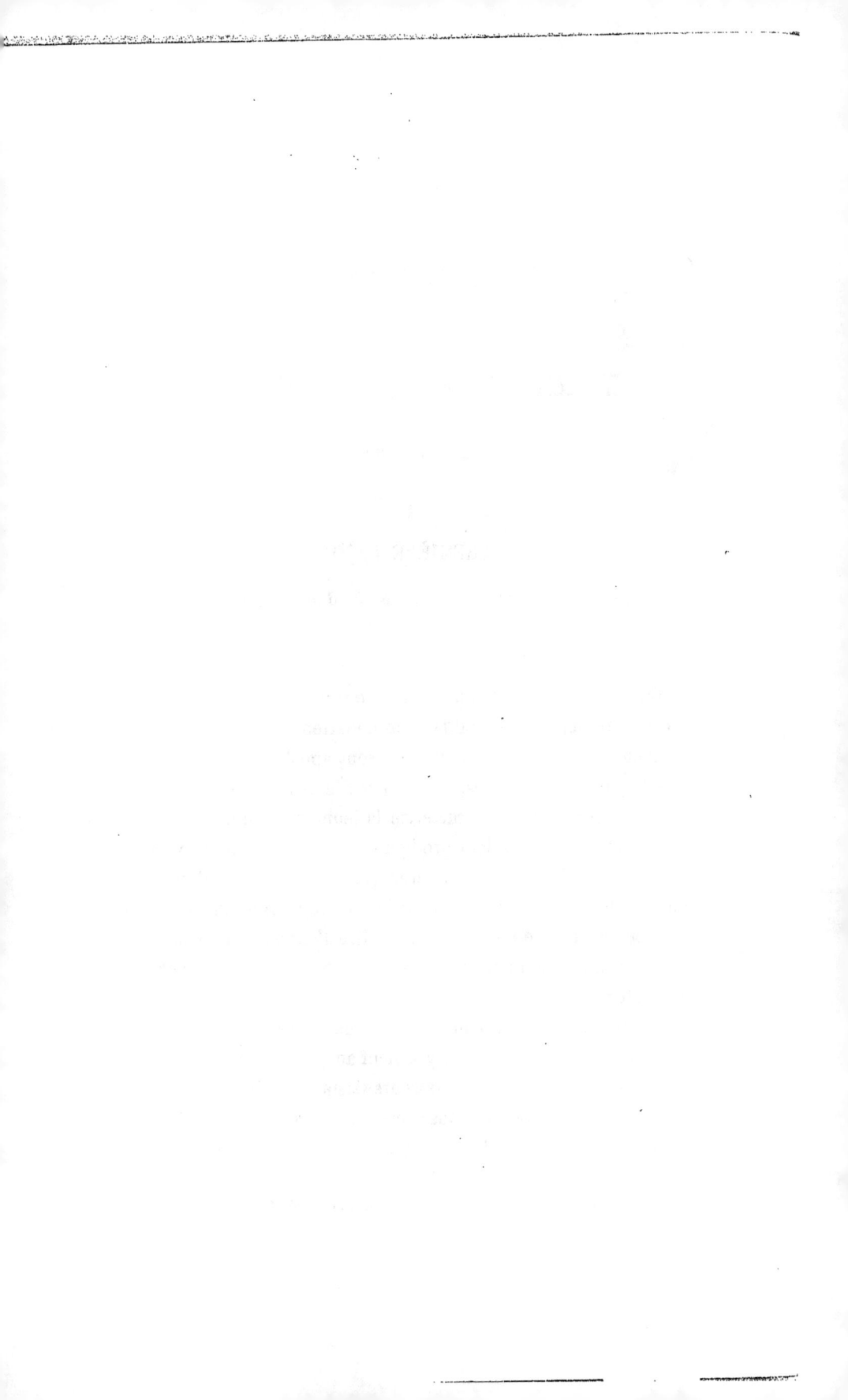

LEÇONS

SUR

LE CHOLÉRA

Faites à la Faculté de Médecine de Montpellier

PREMIÈRE LEÇON.

Généralités : Origine, Épidémiologie.

MESSIEURS,

En présence des cas cholériques qui viennent de se produire dans notre département et dans les départements limitrophes, au moment où plusieurs d'entre vous sont appelés à porter secours aux populations atteintes, et où, avec le dévouement et l'abnégation qui ont toujours caractérisé la jeunesse médicale de notre Université, vous allez leur prodiguer vos soins et vos encouragements, je crois devoir consacrer quelques leçons à l'étude du choléra (qui d'ailleurs faisait partie du programme de nos conférences [1]), afin de vous faire connaître l'ennemi que vous allez combattre, les meilleurs moyens à employer pour le prévenir et le traiter.

Je ne saurais commencer cette étude sans vous rappeler les mémorables leçons faites il y a neuf ans, dans des circonstances semblables, par MM. les professeurs Castan, Bertin et Grasset (4, 5, et 7 juillet 1884). Je vous conseille de les lire avec attention ; bien que depuis lors la pathogénie du choléra se soit éclairée

---

[1] Conférences de pathologie interne du semestre d'été, 1893.

d'un jour nouveau, bien que quelques récents moyens de traitement aient été imaginés, vous verrez en somme qu'au point de vue pratique il y a bien peu à ajouter à ce qu'ont écrit ces Maîtres.

Sous le nom de CHOLÉRA j'ai en vue le *choléra asiatique* et non le choléra nostras, sporadique, connu depuis Hippocrate, qui constitue une simple affection saisonnière, rarement épidémique et dont l'étymologie (χολη bile, ρεω je coule) indique suffisamment le principal caractère. Le choléra asiatique au contraire n'est apparu en Europe que depuis 1830 et se révèle surtout par l'intensité et la gravité de ses épidémies, représentant à notre époque les *pestes* des siècles passés.

Vous savez la terreur que le mot de choléra jette dans les populations. Elle était jadis justifiée par la gravité terrible des premières épidémies, mais actuellement, au moins dans nos contrées, le choléra est bien moins grave, il s'acclimate, et bien qu'à certains moments il puisse frapper encore des coups redoutables, il s'épuise vite, et si l'on étudie les dernières épidémies on voit que la mortalité déterminée par elles a été bien inférieure à celle de la dernière épidémie d'influenza.

ORIGINE, ÉPIDÉMIOLOGIE. — Nous consacrerons cette leçon à l'étude de l'origine et de l'histoire des épidémies cholériques.

Le choléra nous vient de l'Inde, et c'est de là qu'il partit en 1817 pour effectuer sa première grande invasion. Les auteurs ne sont pas d'accord pour savoir si c'était aussi la première épidémie de l'Inde ou si au contraire il s'agit là d'une maladie très anciennement connue. La première de ces opinions a été soutenue, d'abord par le professeur Anglada dans son livre (*Les Maladies nouvelles et les maladies éteintes*, 1869), qui considérait le choléra asiatique comme une maladie nouvelle, et tout récemment par G. Daremberg (*le Choléra*, 1892), pour lequel 1817 serait la date de la première épidémie indienne.

La seconde opinion est défendue surtout par Tholozan, médecin du Schah de Perse, qui s'appuyant sur les textes anciens s'est efforcé de démontrer que le choléra existait dans l'Inde depuis l'antiquité la plus reculée. C'est celle-ci qui paraît adoptée par la grande majorité des épidémiologistes contemporains.

Quoi qu'il en soit, le choléra a *son foyer originel dans l'Inde*. Dans ce pays, le climat est excessif à la fois par la chaleur et l'humidité, le sol y est composé en grande partie d'alluvions très favorables aux décompositions organiques; la population y vit dans des conditions d'hygiène déplorable, se rassemblant à certaines époques en grandes troupes pour célébrer ses fêtes religieuses dans les sanctuaires situés auprès du Gange, le fleuve sacré par excellence, dans lequel sont jetés pêle-mêle les cadavres humains et les dépouilles d'animaux. Il y a là un ensemble de conditions favorisant le développement de toute espèce de maladie épidémique. Mais pourquoi donnent-elles naissance au choléra? C'est ce qu'on ignore encore à l'heure actuelle.

Dans ces contrées où le choléra est endémique, il présente en général une recrudescence dans la saison chaude, puis à des époques plus ou moins éloignées, en rapport soit avec de grandes perturbations atmosphériques, soit avec de grands mouvements de populations (guerres, pèlerinages, etc.), les épidémies se déclarent.

Pour vous rendre compte de cette tendance extensive du fléau, souvenez-vous que, d'après Annesley, il y aurait eu dans l'Inde, de 1817 à 1840, 443 invasions épidémiques ayant fait périr près de 18 millions de victimes. Plus près de nous, en 1887, nous trouvons encore près de 500,000 décès par choléra.

Un autre foyer, peut-être produit secondairement, mais qui intéresse particulièrement la France, est situé dans l'Indo-Chine (Cochinchine, Tonkin); le choléra s'y montre en permanence, y revêtant assez souvent l'allure d'épidémies graves, dont nos soldats ont eu maintes fois à subir les funestes atteintes.

De ces foyers sont parties les diverses épidémies qui pendant ce siècle ont envahi successivement l'Europe et qui sont à l'heure actuelle au nombre de *cinq*.

1° La *première* grande épidémie indienne naît à Jessore en 1817, s'étend de là à l'Inde entière, envahit la Chine, la Perse, l'Arabie, et s'avance en 1823 jusqu'à Astrakan, aux portes de l'Europe. Pour le moment, elle ne franchit pas cette limite, mais sept ans plus tard, en 1830, elle revient dans cette ville par la route de la Caspienne et de la Perse et de là envahit la Russie, puis l'Allemagne, passe de Hambourg en Angleterre, enfin franchit le détroit pour s'étendre sur la France. Le 15 mars 1832, le choléra fait explosion à Calais, le 26 à Paris et de là s'irradie à la France entière, envahissant 52 départements et faisant plus de 100,000 victimes. Puis le choléra atteint l'Espagne, le Portugal, l'Italie, traverse l'Océan pour envahir le Canada et les États-Unis, et en 1837 pénètre enfin en Algérie. A partir de cette époque il s'éteint progressivement. L'épidémie avait donc mis vingt ans à parcourir le monde.

2° La *deuxième* épidémie a eu une marche à peu près semblable à celle de la première. Né dans l'Inde en 1842, le choléra envahit de nouveau Astrakan en 1847, pénètre par là en 1848 en Russie, envahit la Pologne, l'Allemagne, l'Angleterre. Le 20 octobre, il gagne Dunkerque, puis envahit Calais, Paris et la plupart des départements français : 52 sont atteints ; on compte 110,000 victimes. Cette épidémie dure jusqu'en 1851.

En 1852, nouvelle épidémie qui ne paraît être que la *réviviscence* de l'épidémie précédente. Elle renaît d'un foyer mal éteint en Pologne et en Silésie. De là elle diverge, s'étend à la Russie, au Danemark, à l'Angleterre et à la France. Dans notre pays, le choléra envahit plus de 60 départements et fait près de 140,000 victimes, de 1851 à 1855. De plus, par l'embarquement des troupes à Marseille, le choléra envahit la Crimée, où il décime les armées d'Orient et s'y maintient jusqu'en 1856.

3° Après 1856, on n'entend plus parler de choléra et il y a une période de repos de dix ans environ jusqu'en 1865, où cette maladie fait une nouvelle apparition. Mais cette fois nous voyons apparaître un nouveau mode de transmission, la *voie maritime*. Ceci vient démontrer (comme l'a indiqué Proust) que le danger d'importation n'est pas seulement par la voie de la mer Caspienne, mais aussi par la voie de la mer Rouge. L'épidémie éclate en 1865 à la Mecque, au moment des pèlerinages au tombeau du Prophète, si dangereux pour l'hygiène internationale. Elle dut y être apportée par les pèlerins indous. De là elle s'étend à toute l'Arabie, puis à l'Egypte, où elle fait un grand nombre de victimes. Puis le choléra est importé dans les divers pays de l'Europe et même en Amérique par les navires chargés d'émigrants égyptiens. En juillet 1865, l'épidémie éclate à Marseille et s'étend rapidement en France ; puis s'apaise à l'entrée de l'hiver, pour renaître de ses cendres pendant l'été 1866. Cette épidémie fut bien moins meurtrière en France que les précédentes. En Russie, elle traîna longtemps, et ce ne fut qu'en 1871 qu'elle s'éteignit définitivement.

En 1873, nouvelle épidémie, dont l'origine est fort discutée. Pour Fauvel et Proust, elle n'est que la réviviscence de l'épidémie de 1865-66, dont il était resté des foyers mal éteints, notamment en Pologne et en Galicie, et c'est là l'opinion la plus vraisemblable. Quoi qu'il en soit, le choléra envahit la France par le Havre, gagne Rouen, Caen, Fécamp, et éclate à Paris en septembre. C'est l'épidémie la plus bénigne, elle n'entraîna à Paris que 884 décès. A partir de 1874, le choléra disparaît momentanément de l'Europe pour une période de dix ans.

4° En 1884, la maladie fait de nouveau explosion. L'origine de cette nouvelle épidémie est encore très discutée. Pour certains épidémiologistes, le choléra viendrait de l'Egypte, où il sévissait en 1883, pour d'autres il aurait été apporté à Toulon par le transport *La Sarthe* venant du Tonkin. Quelle que soit sa provenance exacte, le 13 juin 1884, il se montre à Toulon et quatorze jours après éclate à Marseille. De là il se répand dans tout le midi de la France, déterminant en certains points seulement des épidémies assez intenses. Il sévit cruellement dans certains villages de nos environs, à Gigean, à Fabrègues, à Pignan, Montpellier restant complètement indemne.

Du Midi l'épidémie pousse des irradiations dans le Nord et

l'Ouest et s'y localise par foyers épars. A Paris, elle est peu intense, déterminant seulement un millier de décès.

Cette épidémie avait disparu, lorsqu'une petite épidémie très localisée éclate à la fin de l'année 1885, octobre à décembre, dans la partie sud du Finistère, causant 500 décès sur 40,000 habitants.

L'épidémie ne resta pas limitée à la France, mais s'étendit à l'Italie et à l'Espagne, où elle persista jusqu'en 1886 : elle fut particulièrement sévère à Naples, et une ancienne élève de cette Faculté, Mme Tkatcheff, en a tracé une description saisissante.

Il y aurait eu, d'après Daremberg, durant cette épidémie, 13,000 décès en France, 35,000 en Italie et 180,000 en Espagne.

En 1890, nouvelle épidémie, probablement par réviviscence des germes, qui resta localisée en Espagne dans la province de Valence et fut assez meurtrière.

5° En 1892 enfin, se produit une nouvelle invasion cholérique, caractérisée par une double origine. L'une à marche extensive, à origine nettement indienne qui envahit la presque totalité de la Russie et s'irradie à quelques localités allemandes (Hambourg entre autres), belges et hollandaises ; l'autre qui paraît naître sur place dans la banlieue parisienne et qui s'étend à un certain nombre de départements.

L'épidémie russe paraît avoir son origine dans une épidémie indienne, née en mars 1892 à Hurdwar, célèbre lieu de pèlerinage, aux sources du Gange. Elle s'étend rapidement, gagne l'Afganistan, atteint en juin, d'une part Bakou, de l'autre Astrakan et se répand dans toute la Russie, où elle fait de nombreuses victimes. Ultérieurement, le choléra s'étend à quelques villes allemandes, notamment à Hambourg, en août 1892, où il se montre assez sévère.

En même temps et sans rapport avec l'épidémie précédente, le choléra éclate en avril 1892 dans la banlieue de Paris, d'abord dans cette maison de Nanterre, d'où devait sortir le *typhus* en 1893. De là il s'étend à Paris, déterminant d'ailleurs un nombre relativement restreint de décès, 15 à 1,600.

L'épidémie s'étend ensuite au Havre et envahit un certain nombre de départements de l'Ouest et du Nord.

Pendant cette épidémie il y a eu 20 départements et 212 communes frappées, le nombre de décès a dépassé 3,000.

Cette année même, on a constaté la réapparition du choléra dans le Morbihan, le Finistère, à Lorient d'une part, de l'autre à Marseille, où l'on n'avait pas cessé d'avoir des cas isolés depuis octobre 1892 et où une recrudescence assez marquée a eu lieu en janvier.

Enfin depuis un mois environ, la présence du choléra a été signalée dans notre département. Au commencement du mois de mai, il se produit quelques cas à Cette ; puis le 20, à la suite d'un violent orage, l'épidémie éclate avec une assez grande intensité à Lunel, à Frontignan, et présente une recrudescence à Cette. A Montpellier, on constate quelques cas en ville, mais l'épidémie sévit surtout à l'Asile d'aliénés, nécessitant l'isolement des malades à l'Hôpital Suburbain et le transfert des aliénés valides à la campagne.

L'épidémie actuelle, comme celle de Paris l'an passé, nous paraît liée à la réviviscence des germes de 1884.

Les recherches bactériologiques faites au laboratoire de M. le Doyen Mairet par M. Bosc, chef de clinique, ont montré qu'il s'agissait bien, en effet, du choléra asiatique.

En résumé, le choléra pour venir de l'Inde en Europe suit deux voies : la voie de terre (deux premières épidémies et celle de 1892) et la voie de mer (épidémies de 1865 et 1884).

Avec le premier mode de propagation la marche se fait lentement, par étapes successives ; c'est l'homme qui est l'agent de transport du germe. Aussi l'épidémie suit-elle les grandes voies de communication. On peut suivre sa marche de l'Inde à l'Afganistan, à la Perse. Elle arrive à Astrakan aux portes de l'Europe et de là se diffuse ensuite jusqu'à nous.

Propagé par voie maritime, le choléra parti de l'Inde arrive à la Mecque ; de là il envahit l'Egypte, qui devient ainsi, depuis le percement du canal de Suez, un centre d'émission pour les ports de l'Europe méridionale.

Enfin en dehors de ces épidémies, d'origine nettement indienne, il semble que d'autres naissent sur place, par suite de la réviviscence des germes d'une épidémie indienne antérieure.

Le tableau suivant vous résumera parfaitement ces notions :

Origine des épidémies cholériques en Europe.

Iʳᵉ épidémie. : Indienne (voie de terre).   1830-37

IIᵉ   —   { Indienne (voie de terre) .   1848-51
          { Par réviviscence........   1852-56

IIIᵉ   —   { Indienne (voie maritime).   1865-66
           { Par réviviscence........   1873-74

IVᵉ   —   { Indienne (voie maritime).   1884-86
          { Par réviviscence........   1890   (Espagne).

Vᵉ   —   { Indienne (voie de terre).   1892   (Russie, Hambourg).
         { Par réviviscence........   1892-93 (France).

DEUXIÈME LEÇON.

Étiologie.

I. MODES DE TRANSMISSION.

Le choléra est essentiellement une *maladie transmissible et transportable*, et son principal agent de propagation est l'homme par lui-même, ou par les objets qui sont en rapport avec lui. Aussi est-ce par les principales voies de communication qu'il se répand. Cette notion a été très bien exprimée par Laveran [1] : « C'est sur les grandes voies de communication des nations civilisées, dit-il, sur le trajet de la grande navigation, sur le chemin des caravanes, des armées, qu'on suit la marche progressive du choléra, dont la propagation est proportionnelle à celle des moyens de transport..... C'est par les points les plus ouverts aux communications extérieures que le choléra franchit les frontières des contrées qu'il envahit..... Les villes les plus considérables sont celles qui souffrent le plus lorsqu'elles sont placées sur le chemin de l'épidémie et qui en subissent le plus longtemps les atteintes ; enfin les grandes agglomérations humaines, qu'elles s'appellent pèlerinages, armées, foires, flottes, sont les foyers où l'épidémie éclate avec le plus de violence et d'où elle se répand avec une force expansive nouvelle. » Aussi la facilité de plus en plus grande des moyens de transport permet au choléra une propagation de plus en plus rapide. Le percement de l'isthme de Suez l'a mis à nos portes : en 1884, le fléau n'a mis que quarante jours pour arriver en France. Du côté de la voie de terre, l'achèvement du chemin de fer transcaspien ouvre une voie rapide aux épidémies venant de l'Inde à travers la Perse, ainsi que le prouve la dernière épidémie de Russie.

CONTAGION. — On a jadis beaucoup discuté sur la *contagion*

[1] Art. *Choléra*, in *Dict. encyclop.*, tom. XVI, pag. 769 et 770.

du choléra : les anciens auteurs le considéraient comme une maladie plutôt infectieuse que contagieuse.

A l'heure actuelle, la contagion du choléra est hors de contestation : seulement, cette contagion s'opère rarement directement, par contact, et c'est pour cela que la contamination du personnel médical est relativement rare dans le choléra, tandis qu'elle est très commune avec le typhus, celui-ci se transmettant surtout par contact direct.

L'agent infectieux du choléra réside dans les DÉJECTIONS, et c'est par l'intermédiaire de celles-ci que s'opère habituellement la contagion. Ces déjections, en effet, peuvent souiller les *vêtements*, la *literie* du malade, enfin le *sol*, d'où le contage cholérique peut se disséminer soit par l'*eau*, soit par l'*air*.

Il en résulte que la contagion peut s'opérer par l'intermédiaire de ces divers agents.

La contamination de l'*air* peut se faire soit au contact des matières cholériques, soit au contact du sol infecté par elles : comme agent de propagation du choléra, il ne paraît agir qu'à distance peu considérable, sa puissance de transmission ne s'étend pas habituellement au delà de 1 kilomètre ou 1 kilomètre 1/2.

Le transport du choléra par l'*eau* est regardé, à l'heure actuelle, comme le mode le plus fréquent de propagation de la maladie ; certains auteurs le considèrent même comme le mode de propagation exclusif[1], ce qui est une notable exagération. Mais il est sûr que la souillure par les déjections cholériques de l'eau des puits, des rivières, des mares, lorsque ces eaux sont utilisées pour la boisson et les usages domestiques, constitue une des sources les plus puissantes d'infection.

En outre, l'eau peut contribuer à souiller certains *aliments* : le lait si souvent mouillé ; les légumes verts, les fruits poussant au ras du sol, lorsqu'ils sont arrosés avec de l'eau contaminée. Ceux-

---

[1] Voir, sur ce sujet, la dernière publication de Koch (*Semaine médicale,* 1893, pag. 305).

ci peuvent encore être rendus contagieux par le fumier, lorsqu'il renferme des germes cholériques.

Les *vêtements*, la *literie*, en contact intime avec le cholérique, se souillent constamment et constituent une source de contagion puissante et un moyen de transport du germe cholérique à grande distance : c'est une cause de contamination qui mérite d'attirer sérieusement l'attention, d'autant plus qu'elle est souvent méconnue. La mortalité considérable des blanchisseuses au cours des épidémies cholériques est une preuve péremptoire de sa réalité.

Causes adjuvantes. — Le développement du choléra est en outre favorisé par : 1° des influences locales tenant à la réceptivité du sol pour les germes cholériques ; 2° des influences cosmiques aidant à leur dissémination ; 3° certaines conditions dépendant du milieu humain ; 4° enfin par les prédispositions individuelles.

1° *Influences locales.* — Les localités basses, humides, marécageuses, à sol formé d'alluvions, sont des lieux de prédilection pour le choléra. Mais à côté de ces conditions générales, ce que nous connaissons des modes de transmission cholérique doit faire attacher une grande importance à l'installation de l'eau potable et à celle des vidanges. Vous savez avec quelle intensité les diverses épidémies de choléra ont sévi à Toulon ; or vous n'ignorez pas que le système d'évacuation des vidanges y était des plus rudimentaires, que le tout à la rue y régnait encore en maître en 1884. L'an dernier, le choléra s'est montré sévère à Hambourg, or ici l'épidémie a paru surtout liée à la mauvaise qualité de l'eau potable, qui était empruntée directement à l'Elbe sans filtration préalable ; ce qui le prouve, c'est qu'une ville voisine, Altona, empruntant aussi son eau à l'Elbe, mais après une soigneuse filtration, a été indemne du fléau [1].

En outre, dans une même ville, ce seront les quartiers à rues étroites et malpropres, où seront accumulés des dépôts de fumiers d'immondices, qui seront les plus frappés.

[1] Voir, pour plus de détails : Koch, in *Semaine médicale*, *loc. cit.*

Certaines villes, au contraire, ont joui, au cours des différentes épidémies cholériques, d'une immunité difficile à expliquer ; je vous citerai comme exemples Lyon, Versailles, etc. ; d'autres, comme Montpellier, n'ont jamais subi que de légères atteintes. A quoi est due cette immunité ? On l'a attribuée à la nature du terrain sur lequel ces villes sont bâties, certains terrains, comme les terrains granitiques, s'opposant bien mieux que les terrains calcaires et surtout que ceux formés d'alluvion, à l'infiltration par les matières organiques cholérigènes. A côté de cette influence, qui paraît réelle dans un certain nombre de cas, il faut aussi attribuer une importance considérable à la pureté de l'eau potable distribuée aux habitants ainsi qu'à la bonne organisation de l'évacuation des vidanges.

Je dois, à ce sujet, vous dire un mot d'une théorie qui a joui pendant un certain temps d'une grande célébrité, mais qui est bien déchue aujourd'hui, la THÉORIE DE PETTENKÖFER. Pour ce savant hygiéniste, les variations épidémiques locales tiendraient bien moins à la composition géologique du sol, qu'à sa nature plus ou moins compacte, le rendant perméable ou non aux matières organiques. En outre, il fait jouer un grand rôle dans la production des épidémies cholériques aux *variations de la nappe d'eau souterraine*, comme pour les épidémies de fièvre typhoïde : l'apparition du choléra coïnciderait toujours avec un abaissement de niveau de cette nappe, laissant ainsi à découvert les matières organiques enfouies dans le sol, qui se décomposeraient au contact de l'air.

Cette doctrine est aujourd'hui fortement battue en brèche par beaucoup d'épidémiologistes, en particulier par Koch et ses élèves, et dédaigneusement traitée de *localiste* par les *fanatiques de l'eau*.

Assurément elle s'est montrée en défaut dans un certain nombre de circonstances, mais elle a paru conforme à la réalité dans d'autres, et les récentes expériences de Hueppe sur la vitalité du bacille cholérique dans le sol semblent devoir lui apporter un appui nouveau.

2° *Influences cosmiques.* — A côté de ces conditions d'ordre
tellurique, il existe aussi des conditions cosmiques. L'influence
de la chaleur et de l'humidité joue un rôle dans le développement du choléra.

L'épidémie se développe le plus souvent au moment des
grandes *chaleurs*, mais il n'en est pas toujours ainsi. La première
épidémie débuta à Moscou en janvier 1830, en mars à Paris,
mais il y a toujours une recrudescence au moment des grandes
chaleurs.

On a noté aussi l'influence des *perturbations atmosphériques.*
En 1848, à Amiens, après un violent orage, on compta dans
24 heures 30 décès de plus qu'auparavant. Dans notre département, cette année même, les premiers cas se sont produits
après un violent orage.

L'influence des *vents* est tantôt favorable, tantôt défavorable,
suivant qu'il s'agit de vents secs, généralement sains, ou au
contraire de vents humides.

3° *Conditions dépendant du milieu humain.* — L'influence
du milieu humain est indéniable. L'*encombrement* est une cause
puissante de dissémination du choléra qui se développe toujours
avec plus d'intensité dans les camps, les armées en campagne,
les asiles, les maisons de détention, comme par exemple à la
maison de Nanterre l'année dernière. Les habitations malsaines,
mal éclairées, mal ventilées, constituent aussi un lieu de prédilection pour le choléra.

4° *Prédispositions individuelles.* — Le choléra ne frappe pas
indistinctement et également tous les sujets ; il faut tenir compte
de la réceptivité individuelle quelquefois obscure mais souvent
en rapport avec des causes déprimantes physiques ou morales :
alcoolisme, sénilité, aliénation mentale, chagrins, peur. De plus,
les individus atteints de *troubles gastro-intestinaux* seront bien
mieux disposés à contracter cette maladie si elle vient à sévir
épidémiquement dans leur localité.

— Le choléra peut-il être *spontané?* C'est là une question
controversée, mais jugée par la négative par la plupart des épi-

démiologistes. Dans les épidémies sans importation apparente on admet la réviviscence des germes d'une épidémie antérieure.

J. Guérin et Peter ont soutenu l'origine spontanée du choléra ; pour eux, le choléra est une maladie saisonnière existant aussi bien en France que dans l'Inde et se révélant d'abord par des diarrhées, puis par la cholérine, et enfin par le choléra confirmé, pouvant se présenter soit à l'état sporadique (choléra nostras), soit à l'état épidémique (choléra dit asiatique), mais ne constituant dans les deux cas qu'une seule et même maladie. Ils comparent le choléra à la grippe, qui peut être tantôt sporadique (grippe saisonnière), tantôt épidémique (influenza).

Mais c'est là une conception dont la démonstration est loin d'être encore faite.

II. ÉTUDE BACTÉRIOLOGIQUE.

C'est à la suite des recherches de la mission française (Straus, Roux, Nocard et Thuillier) en Égypte et de celles de Koch en Égypte et dans l'Inde que le bacille du choléra fut découvert par l'auteur allemand qui le nomma *Komma bacillus*. Il en a donné la première description à la Conférence de l'office sanitaire de Berlin le 26 juillet 1884.

Depuis lors, la valeur cholérigène du bacille virgule, d'abord admise par la plupart des bactériologistes, a trouvé un certain nombre de contradicteurs, en particulier dans la dernière épidémie parisienne de 1892.

Les recherches récemment publiées (*Annal. de l'Institut Pasteur*, 1893, n° 1) de Lesage et Macaigne leur auraient montré que le bacille virgule n'existe pas dans tous les cas de choléra, même mortels.

Pourtant, dans une publication toute récente[1], Koch maintient énergiquement la valeur pathogène des bacilles virgules, qui sont, d'après lui, *les compagnons inséparables du choléra asiatique et leur présence dûment établie constitue pour le diagnostic de cette*

---

[1] *Semaine médicale*, 1893, n° 34, pag. 265.

affection un signe de certitude absolue. Mais leur non-constatation ne permet pas de rejeter absolument le diagnostic de choléra.

La recherche des bacilles peut être faite directement d'abord dans les selles par l'examen des flocons muqueux riziformes, qu'on colore avec le bleu de méthyle ou la solution fuchsinée de Ziehl. Dans les cas graves et au début de la maladie, on peut les trouver presque purs ou mélangés à un petit nombre d'autres microbes. Ils apparaissent alors en petits amas de bacilles disposés dans le même sens.

La recherche directe doit s'éclairer par les cultures pratiquées dans les solutions de peptone, sur plaques de gélatine ou d'agar.

La *culture sur gélatine* est caractéristique. Après deux jours d'ensemencement apparaît dans la gélatine une masse grise, transparente, présentant une forme générale de cône à base tournée vers la surface, à sommet inférieur, et terminé parfois par un prolongement blanchâtre.

Une réaction particulière au bacille virgule est la suivante : Si dans une culture on ajoute de l'acide sulfurique il se produit une coloration rouge devenant peu à peu très marquée. C'est le *Rouge de Choléra* dû à la formation d'indol au sein du liquide.

Caractères et propriétés des bacilles cholériques. — Les bacilles du choléra se présentent sous forme de bâtonnets recourbés (virgules) de 1 μ à 3 μ de long et 0 μ 5 à 0 μ 8 de large. Examinés vivants, ils présentent des mouvements oscillatoires dus à un flagellum, reconnu par Cornil et qui les fait ressembler à de petits spermatozoïdes. Dans les cultures ils prennent l'aspect en S par adjonction de deux bacilles ou de *spirilles*. On n'y a pas trouvé de spores, les corps mûriformes décrits par Ferran ne sont que des produits de désintégration du bacille lorsqu'il est soumis à des conditions de nutrition peu favorables.

Vous jugerez très bien des caractères des bacilles cholériques en examinant les préparations que je mets sous vos yeux et que je dois à l'obligeance de M. le Dr Bosc, chef de clinique de M. le doyen Mairet, que je suis heureux de remercier ici.

La *vitalité* et la *résistance du bacille virgule* varie selon les mi-lieux dans lesquels il se trouve placé.

1° *Dans les matières fécales,* les bacilles vivent peu de temps, rarement au delà du deuxième et troisième jour ;

2° *Dans la terre*, les recherches récentes de Hueppe ont montré que les bacilles pouvaient vivre et se développer.

Naturellement *aérobies* (Wood), ils sortent de l'intestin, où ils vivaient à l'abri de l'air, très vulnérables et sont alors très faci-lement détruits par les antiseptiques. Redevenus aérobies sur le sol, ils y deviennent très résistants et y acquièrent des propriétés nocives plus intenses. Ces expériences de Hueppe semblent ap-porter un argument puissant en faveur de la théorie de Petten-köffer, de même qu'en faveur de l'influence accordée à la hauteur de la nappe d'eau souterraine réglant l'état d'humidité des cou-ches superficielles du sol. Cette nappe noyant les bacilles con-tenus dans le sol et les rendant ainsi *anaérobies* contrarierait leur développement ; lorsqu'elle diminue, au contraire, le bacille redevient aérobie et se développe alors, ce qui expliquerait la réviviscence des germes.

Les eaux, pour ce motif, paraissent être plutôt un véhicule des germes cholériques qu'un milieu favorable à leur développe-ment, sauf pour les eaux stagnantes ainsi que Koch a pu s'en assurer dans l'Inde. D'après Wolfflügel et Riedel, ces bacilles pourraient se conserver jusqu'à sept mois dans les eaux.

L'action des *agents physiques et chimiques* est intéressante à connaître :

La *température* qui convient le mieux au bacille cholérique est comprise entre 30 et 40°. Au-dessous de 16° l'accroissement ne se fait plus, mais la vitalité est conservée. Le bacille résiste à un froid très intense — 10°. Babès a pu obtenir des cultures fertiles avec des tubes d'agar restés exposés à l'air pendant tout un hiver à Berlin. Au-dessus de 45° le bacille succombe au bout de quelques jours, à 75° il périt rapidement.

Les *acides* arrêtent très rapidement le développement du bacille.

Les expériences de de Christmas ont montré que l'acide citrique à 0 gram. 60 par litre tue le bacille cholérique dans l'eau. Il résulte de là que le suc gastrique normalement acide est un poison pour eux, et cela expliquerait la fréquence du début du choléra à la suite d'une indigestion altérant l'acidité normale de ce suc.

Parmi les *antiseptiques*, le sublimé, la quinine, le sulfate de cuivre, sont ceux qui ont l'action microbicide la plus puissante. Les doses de sublimé à 1/100000, de sulfate de quinine à 1/5000, de sulfate de cuivre à 1/2500, empêchent le développement du bacille dans les cultures.

Expérimentation. — L'expérimentation est difficile à pratiquer chez les animaux, qui n'ont pas naturellement le choléra. Elle a été cependant réalisée par certains auteurs.

Rietsch et Nicati ont réussi à provoquer des accidents cholériques chez les cobayes, en injectant des cultures dans le duodénum, après ligature du canal cholédoque.

Koch est arrivé au même but en injectant des cultures cholériques dans l'estomac, après l'introduction d'une solution alcaline et en faisant, tout de suite après, une injection de teinture d'opium dans le péritoine.

Doyen obtient le même résultat en introduisant dans l'estomac de l'alcool, à la place d'une solution alcaline et de teinture d'opium.

Enfin Pfeiffer réussit d'emblée par injection des cultures dans le péritoine ; avec ce procédé, il suffit de 15 décimilligrammes de culture pour procurer un choléra mortel au cobaye.

Toxines cholériques.—M. le professeur Bouchard remarqua que l'injection d'urines cholériques à des lapins leur procurait des accidents cholériformes. Il a extrait des matières fécales et des urines cholériques une substance alcaloïdique donnant lieu, en injection intra-veineuse, à des accidents analogues et attribue ceux-ci à ce qu'il appelle le *poison cholérique*.

M. Bosc a obtenu des résultats comparables en injectant dans les veines des lapins du sérum sanguin de cholériques.

D'autre part, Gamaléia a montré l'existence de toxines dans

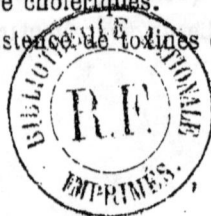

les cultures du bacille virgule. En chauffant pendant plusieurs jours des cultures à 60°, température qui tue le bacille, il a pu, en les injectant, reproduire le choléra ; mais, si on chauffe ces cultures à 100°, elles deviennent inactives ; leur filtration à travers le filtre Chamberland produit le même résultat.

On a essayé d'utiliser les cultures modifiées pour pratiquer la *vaccination anticholérique.* Ferran (de Barcelone) a, le premier, en 1885, pratiqué des vaccinations humaines avec des cultures chauffées, mais son procédé n'a pas paru très scientifique (Brouardel, Charrin et Albarran). En 1888, Gamaléia, en injectant aux animaux des traces d'une culture cholérique chauffée à 120°, put conférer l'immunité à quelques cobayes. Plus récemment, M. Haffkine, à l'Institut Pasteur, est arrivé à atténuer le virus cholérique en le cultivant à 39° dans une atmosphère constamment aérée. En inoculant ce virus à certains animaux (lapins, cobayes, pigeons), ces animaux résistent ensuite à l'inoculation du virus cholérique le plus fort. M. Haffkine s'est inoculé à lui-même et à un de ses Confrères russes le liquide vaccinal ainsi obtenu, sans éprouver autre chose qu'un malaise passager. Ils ont pu ensuite s'inoculer le choléra le plus virulent sans éprouver aucun accident.

D'autre part, Briegert, Kitasato et Wassermann (de Berlin) seraient arrivés à obtenir un nouveau vaccin en cultivant les bacilles cholériques dans de l'extrait de thymus.

Vous vous rappelez que, l'an dernier, le correspondant d'un grand journal américain, après s'être fait vacciner par Haffkine, se rendit à Hambourg, où il s'exposa volontairement à tous les éléments de contagion sans pourtant contracter le choléra ; mais cela ne prouve pas grand'chose.

Espérons que les résultats obtenus par Haffkine réussiront expérimentés sur une plus grande échelle, et que, grâce aux méthodes de Pasteur, on arrivera à trouver le vaccin de cette redoutable maladie.

TROISIÈME LEÇON.

Symptomatologie ; formes cliniques.

Les germes cholériques paraissent pénétrer dans l'organisme par deux voies : les voies respiratoires et les voies digestives, mais c'est surtout par celles-ci que leur introduction semble se faire dans la plupart des cas.

Leur pénétration effectuée, le tableau symptomatique du choléra se déroule. On a beaucoup discuté pour savoir si le choléra était précédé d'une période d'*incubation* : celle-ci paraît bien réellement exister dans la généralité des cas, mais elle présente une durée très variable suivant les circonstances ; on peut admettre qu'en moyenne elle est de 36 heures à 3 jours.

ÉVOLUTION CLINIQUE. — L'étude symptomatique du choléra est bien connue depuis les magistrales descriptions qu'en ont tracées Gendrin et Bouillaud en 1832.

Au point de vue symptomatique, on peut distinguer dans le choléra *quatre* périodes : une période prodromique qui peut manquer, une période d'état, une période algide, une période de réaction.

1° *Période prodromique.* — Cette période est constituée par la *diarrhée prémonitoire.* Les accidents débutent le plus souvent la nuit par des coliques, suivies d'évacuations d'abord fécaloïdes puis bilieuses. Si les selles ne sont pas trop rapprochées, le malade peut continuer à vaquer à ses occupations, peut même quitter sa résidence, et, comme les selles renferment le germe spécifique, il peut le disséminer un peu partout, sans qu'on s'en doute le plus souvent, cette diarrhée présentant une analogie complète avec la simple diarrhée saisonnière.

Ces accidents s'accompagnent ou non d'embarras gastrique ; généralement il n'y a pas de fièvre. Soit de suite, soit au bout d'un certain temps, les selles se répètent très fréquemment, le sujet ressent un brisement intense de tout le corps ; il éprouve des frissons, des vertiges, de la torpeur intellectuelle. Le choléra se confirme dans un délai pouvant varier de quelques heures à trois jours, exceptionnellement à six jours. Lorsque cette diarrhée persiste plus de huit jours sans aboutir aux manifestations cholériques proprement dites, on admet en général qu'il ne s'agit pas d'un véritable choléra.

Cette diarrhée prémonitoire n'est pas constante, elle se présente dans les deux tiers des cas. Ce symptôme, ainsi que l'a montré Jules Guérin, est très important à connaître, car en le traitant on peut enrayer le choléra.

2º *Période d'état ou de choléra confirmé.* — Précédée ou non de la diarrhée prémonitoire, l'invasion cholérique s'annonce le plus souvent la nuit par des évacuations très abondantes ne présentant plus l'aspect fécaloïde ni bilieux. Ce sont des selles caractéristiques, *riziformes*, sans odeur fécale. Elles sont aqueuses et constituées par un liquide incolore, dans lequel nagent des flocons blanchâtres ressemblant à des grains de riz, d'où leur nom ; ils sont constitués par des détritus épithéliaux, et contiennent un très grand nombre de bacilles.

En même temps le malade est atteint de vomissements répétés qui s'accompagnent de hoquets, de contractures douloureuses de l'estomac. La soif est des plus vives, le ventre est affaissé, les urines d'abord diminuées se suppriment ensuite.

A mesure que les évacuations se multiplient, l'affaiblissement fait des progrès : les extrémités se refroidissent, le pouls devient petit, fréquent ; des crampes violentes se produisent dans les membres, les traits s'altèrent et le malade tombe dans l'état algide.

Cette période peut être très courte, moins d'une heure, ou au contraire se prolonger un à deux jours. Dans ce dernier cas, les selles peuvent se distancer, les crampes disparaître, le pouls se relever et le malade peut se remettre assez vite. Au contraire, chez les sujets affaiblis, les enfants jeunes, les vieillards, la mort peut survenir à cette période : alors les évacuations deviennent extrêmement abondantes, le pouls est filiforme, l'hypothermie est très marquée sans pourtant qu'il y ait ni crampes, ni cyanose ; les malades succombent dans une sorte d'épuisement.

3° *Période algide*. — La *troisième période* ou *période algide* survient quelquefois, presque dès le début de la période précédente, qui se confond alors avec elle, c'est la forme *foudroyante* ou *rapide*.

Le malade prend alors un *aspect spécial* : le nez s'effile, les joues se creusent, les yeux s'excavent et s'entourent d'un cercle noir. La *voix* devient grêle, *cassée*, puis s'éteint ; les vomissements sont continuels. Les *crampes* s'accentuent et constituent un symptôme très douloureux, elles siègent en particulier aux mollets, mais peuvent s'étendre à tous les membres et même au tronc et donner lieu à des accidents d'opisthotonos.

L'*hypothermie* fait des progrès, le malade est glacé, les extrémités ont une température de 10 à 12° au-dessous de la normale. La température axillaire est abaissée, tandis que la température centrale (rectum, vagin) est normale ou plutôt augmentée, ce qui est en rapport avec la sensation très pénible de chaleur intérieure accusée par le malade. Les courbes de température que je mets sous vos yeux et que je dois à l'obligeance de M. Bosc, vous montrent très bien la marche parallèle ou plutôt divergente des deux tracés dans les cas de choléra à forme rapide [1].

Une *teinte cyanotique* s'étend sur toute la surface du corps, les extrémités deviennent noirâtres ; une *sueur* fétide et visqueuse couvre parfois tout le corps, et donne au toucher une sensation très désagréable. Le *pouls* devient filiforme et bientôt imperceptible ; les battements du cœur s'affaiblissent de plus en plus. Bientôt enfin le malade se *cadavérise*, ses doigts s'effilent, la peau se ride et les sécrétions sont absolument taries.

Les malades, d'abord en proie à une angoisse très vive par suite des vomissements et des crampes, tombent ensuite dans une

[1] Voyez les tracés ci-joints.

Courbes de températures cholériques

BROUSSE ET MALZAC.

N° 1

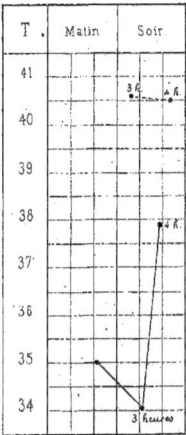

N° 2

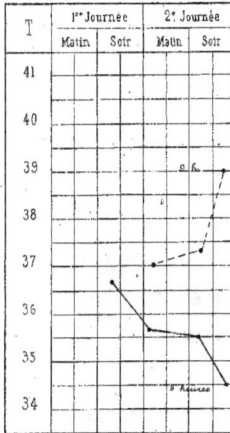

N° 3

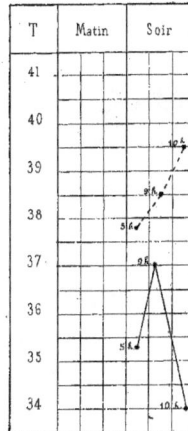

Le trait plein indique la température axillaire . ___ Le trait pointillé indique la température rectale

apathie extrême, quelquefois précédée d'une période d'agitation, et perdent conscience de la gravité de leur état.

Puis le *collapsus* s'accentue, la cyanose se prononce et se généralise, les yeux se convulsent, les cornées se ternissent et la mort arrive après un temps variant de quelques heures à deux ou trois jours.

On a constaté, au moment de la mort, une *élévation thermique* considérable pouvant durer et même s'accentuer plusieurs heures après la mort.

4° *Période de réaction.* — L'algidité, en effet, n'a pas toujours une terminaison fatale, et dans un quart des cas environ la réaction peut se produire. Cette réaction est *régulière* ou *irrégulière*.

Dans la *réaction régulière*, il se produit un amendement progressif de tous les symptômes : la cyanose disparaît, la peau se réchauffe en même temps que la température centrale s'abaisse et la sécrétion urinaire se rétablit ; les premières urines rendues sont albumineuses.

En même temps que la respiration se régularise, le pouls se relève et devient ample, la voix reprend son timbre. Enfin la convalescence s'établit : elle sera plus ou moins longue suivant que les atteintes portées par la maladie à l'organisme seront plus ou moins profondes.

Souvent la réaction est *irrégulière;* tantôt il y a des alternances d'amélioration et de retour à l'état algide ; des complications nerveuses se produisent, s'accompagnant d'un abattement profond. C'est ce qu'on appelle la *réaction typhoïde,* souvent mortelle. Tantôt la réaction est vive, fébrile, mais se termine souvent favorablement grâce à un retour critique des sécrétions. Parfois au contraire la réaction dépasse le but: il se produit dans ce cas des accidents méningo-encéphaliques, caractérisés par des convulsions, des contractures, et aboutissant le plus souvent à la mort dans le coma.

D'autres fois, la réaction se produit avec une extrême lenteur, l'anéantissement des forces et la faiblesse du pouls persistent quelque temps, mais la guérison définitive n'en a pas moins lieu.

Enfin, la convalescence peut encore être entravée par certaines complications que nous étudierons plus loin.

Le malade, guéri, n'est pas pour cela à l'abri d'une nouvelle attaque de choléra, car cette maladie *ne confère pas l'immunité* que donnent d'autres maladies infectieuses aux sujets qu'elles ont une fois frappés.

SYMPTÔMES PRINCIPAUX. — Après avoir tracé une description rapide de l'évolution habituelle du choléra, revenons sur quelques-uns des symptômes les plus importants ; ils comprennent : les *évacuations alvines*, les *vomissements*, les *crampes*, les *modifications de la température* et l'*état du sang* qui tient sous sa dépendance le *refroidissement périphérique* et la *cyanose.*

Nous avons suffisamment insisté sur les premiers de ces symptômes, nous avons indiqué les caractères distinctifs des *selles* ; leur *abondance*, encore plus que leur fréquence, est caractéristique à tel point qu'on a peine à croire qu'un seul sujet puisse rendre une telle quantité de matière aqueuse en si peu de temps.

Les *vomissements*, d'abord bilieux, deviennent ensuite aqueux comme elles et s'accompagnent parfois de *hoquets* très pénibles.

Pour la *température*, Zimmermann et Charcot ont montré qu'avec l'abaissement considérable dans les parties périphériques même dans l'aisselle, il y a en même temps une température centrale normale, le plus souvent élevée. Les courbes que je vous ai montrées le démontrent d'une façon très claire. En somme, il n'y a pas ici de tracé typique de la température, qui est très irrégulière : ce tracé varie suivant chaque cas.

Le *sang* est épaissi chez les cholériques, par suite de la perte considérable qu'ils éprouvent en eau et en sels par le fait des vomissements et des évacuations répétées. On y a trouvé une accumulation de matières extractives, en particulier d'urée. M. le professeur Hayem, en 1884, a repris cette étude : Il a trouvé que, tandis que la masse du sang est diminuée de 1,150 gram., en moyenne réduite aux trois quarts, le nombre des globules rouges est notablement augmenté et varie entre 6,200,000 à 6,500,000. Le sérum, dans ce cas, n'est jamais franchement alcalin. De plus. les globules rouges sont en général altérés, il y en a beaucoup de nains, et le nombre des globules blancs paraît être très augmenté. En outre, il existe une altération fonctionnelle du globule rouge, d'où résulte un affaiblissement notable de la capacité respiratoire, le globule devenant ainsi moins propre à l'hématose et à la respiration des tissus.

L'étude des *réflexes*[1] a été faite dans l'épidémie parisienne do 1892 par Gaillard, qui a examiné comparativement le réflexe pupillaire et le réflexe rotulien. On avait déjà noté dans la phase d'algidité un *myosis* habituel, et Gaillard a trouvé que, suivant les cas, ces réflexes étaient, ou normaux, ou diminués, ou abolis, ou exagérés, et que dans les 2/3 environ des cas il y avait parallélisme entre les deux sortes de réflexes.

Les modifications de ces réflexes auraient une assez grande valeur pronostique. Pour le réflexe pupillaire, sa conservation serait plutôt un indice favorable, sa disparition un signe fâcheux. Pour le réflexe rotulien, sa conservation serait favorable, sa disparition plutôt défavorable et enfin son exagération assombrirait beaucoup le pronostic.

Au point de vue de la concordance de ces deux phénomènes, Gaillard en arrive à cette conclusion : 1° *la conservation simultanée des deux réflexes donne deux chances de salut sur trois;* 2° *leur abolition simultanée donne deux chances de mort sur trois.*

COMPLICATIONS. — C'est en particulier pendant la période de réaction qu'il peut se produire des *complications* ; suivant leur importance, elles influent notablement sur l'issue de la maladie. Elles consistent soit en des éruptions cutanées, soit en des altérations des voies digestives, de l'appareil respiratoire, du système nerveux, de certaines glandes, etc.

[1] Voyez: *Société médicale des hôpitaux*, 23 juin 1893.

Les *éruptions cutanées* apparaissent en général au moment où l'amélioration se produit. Elles consistent en érythèmes de diverses sortes, en miliaire, urticaire, roséole, etc.

Comme *complications des voies digestives*, on a pu observer des angines graves, du muguet, mais la complication la plus fréquente est la *gastro entérite*, caractérisée par des évacuations muqueuses sanguinolentes, s'accompagnant de ténesme, et de vives douleurs abdominales.

Parmi les complications respiratoires, les laryngites, les bronchites, la congestion pulmonaire, sont des complications du choléra généralement peu redoutables. Il n'en est pas de même de la *pneumonie*. Celle-ci, le plus souvent insidieuse, ne se manifeste ni par la toux, ni par l'expectoration, ni par le point de côté. Elle ne se révèle que par la prostration et la fièvre et n'est reconnue que par l'auscultation. Elle aboutit généralement à la terminaison fatale.

Du côté du *système nerveux*, on rencontre le plus souvent la congestion cérébrale et la méningo-encéphalite, complications très graves dont nous avons déjà signalé la présence au cours des réactions irrégulières et exagérées. Dans certains cas, la congestion cérébrale peut survenir même pendant la période algide. Enfin on a signalé des hémorrhagies cérébrales et du ramollissement aigu au cours du choléra.

Enfin, parmi les *affections glandulaires* qui ont pu venir compliquer cette maladie, on a signalé surtout des parotidites. Elles surviennent le plus souvent dans les réactions prolongées et sont en général sans gravité. On peut observer encore des abcès et des furoncles appartenant déjà à la période de convalescence.

CONVALESCENCE. — Celle-ci est souvent longue, traînante, compliquée fréquemment de dyspepsie, de diarrhée rebelle, d'anémie prolongée. Chez les femmes, le rétablissement des règles n'a lieu souvent que plusieurs mois après la maladie. On a pu observer chez certains malades la persistance des crampes. Chez d'autres, il y a production de *tétanie* plus ou moins généra-

lisée, fréquente surtout chez ceux qui ont eu des crampes violentes, ainsi que chez les nouvelles accouchées. Cette tétanie n'est, en
général, pas grave, mais il est des cas où elle a pu se géné-
raliser et entraîner la mort par suffocation.

FORMES CLINIQUES. — La forme de choléra que je viens de
vous décrire est la forme grave habituelle, mais à côté de celle-ci
il en existe d'autres ou plus graves ou plus bénignes.

La forme bénigne de la maladie est la *cholérine*, qui est constituée
par la seule diarrhée prémonitoire à laquelle peuvent s'ajouter
quelques vomissements et une légère prostration. Cette forme
peu dangereuse se guérit rapidement, mais elle est à redouter au
point de vue de la contagion. Les évacuations du malade contiennent le bacille virgule et peuvent contagionner d'autres individus,
qui eux alors auront le choléra vrai, si on ne prend pas le soin
de les désinfecter immédiatement. On peut en outre observer
tous les *intermédiaires* entre cette cholérine et la forme grave
moyenne.

Parmi les formes graves, je vous citerai la *forme foudroyante*,
très rarement observée, dans nos pays, dans sa forme typique. On
l'a vue se produire pendant la première épidémie de 1817 dans
l'Inde : à Jessore, des sujets étaient pris au milieu de la rue de
crampes, de cyanose et mouraient en quelques minutes.

La *forme rapide* résume en quelques heures le tableau des
symptômes que je vous ai exposés. La diarrhée prémonitoire fait
souvent défaut dans ce cas. Après une première selle, le malade
en arrive parfois immédiatement à la diarrhée aqueuse et à l'algidité. Le premier cas qui s'est produit à Montpellier cette année a
évolué ainsi en 12 heures, et à l'Asile des aliénés cette forme a
été aussi fréquemment notée. En général, dans cette forme rapide, les malades meurent au bout de 12 à 24 heures.

On a décrit un *choléra sec* différant de celui que nous venons
d'étudier par l'absence d'évacuations alvines. L'exsudation intestinale a bien lieu, mais comme elle s'accompagne de paralysie

3

intestinale, l'évacuation ne se produit pas. A part cela, le tableau symptomatique est le même, c'est une forme rare. A l'autopsie, on trouve l'intestin rempli d'un liquide riziforme, mais non dilaté.

Les auteurs ont encore décrit au choléra des *formes larvées* (Chauffard). Ces formes, survenant en temps d'épidémie, se caractériseraient tantôt par une simple diarrhée muqueuse peu abondante, accompagnée de borborygmes, tantôt par des crampes survenant surtout la nuit, des vertiges, tantôt par des symptômes d'embarras gastrique. La véritable nature de ces manifestations est difficile à reconnaître, d'autre part il y a peut-être exagération à mettre en temps d'épidémie tous les troubles gastro-intestinaux observés sur le compte du choléra.

QUATRIÈME LEÇON.

Anatomie et Physiologie pathologiques. Diagnostic. Pronostic.

ANATOMIE PATHOLOGIQUE.

Les lésions du choléra ont été bien étudiées par Bouillaud, Cruveilhier, Gendrin, lors des premières épidémies ; leur description a été rajeunie en 1884, par le professeur Straus, qui a publié sur ce sujet d'intéressantes leçons dans le *Progrès médical*.

A côté d'un tableau symptomatique aussi chargé que celui que je viens de vous exposer, on est tout étonné de ne trouver, à l'autopsie, que des lésions limitées et relativement peu accentuées.

L'aspect extérieur du cadavre ne diffère guère de celui du vivant à la période algide, il a la même teinte cyanotique, un peu plus prononcée peut-être. La putréfaction du cadavre est peu rapide, tandis que la rigidité cadavérique est précoce et prolongée. L'élévation de la température centrale persiste plusieurs heures après la mort et peut s'élever à 40, 41 et même 42°,5, comme l'a noté Straus.

L'amaigrissement est extrême, le ventre est rétracté, excavé, le globe oculaire flétri.

A l'ouverture de l'abdomen, on constate que les muscles sont dans un état de sécheresse très marqué. Le péritoine est poisseux, les anses intestinales sont agglutinées par un enduit visqueux dû à la desquamation des cellules épithéliales granuleuses du péritoine.

Lésions intestinales. — La surface externe de l'intestin grêle présente une coloration rosée, due à une très fine injection des vaisseaux de la séreuse, parfois même on trouve de légères plaques ecchymotiques.

L'intestin ouvert présente un enduit crémeux étendu du pylore à la valvule iléo-cæcale. Il s'étend progressivement de la partie supérieure à la partie inférieure, montrant, d'après Straus, que la lésion a une marche descendante. Quand la mort survient moins rapidement, on trouve dans l'intestin une *matière riziforme*, aqueuse, neutre ou alcaline, ne contenant que 1 à 2 °/₀ de matières solides (chlorure de sodium, carbonate d'ammoniaque) peu d'urée et très peu de sels potassiques, pas d'albumine ni de matière colorante. Les grains riziformes sont formés par des cellules épithéliales normales ou modifiées.

Après enlèvement de cet enduit, la muqueuse intestinale offre une coloration tantôt rose clair (période algide), tantôt rouge vif (période de réaction). En outre, on observe une *psorentérie* étendue constituée par l'induration et le gonflement des follicules clos. Les plaques de Peyer sont saillantes et entourées d'un cercle hyperémique considéré par Koch comme caractéristique.

A la période de réaction, les lésions sont plus profondes, le contenu de l'intestin est souvent sanguinolent, les follicules clos sont ulcérés, il y a quelquefois une gangrène partielle de la muqueuse.

Histologiquement, la lésion du choléra est constituée par une *disparition générale de l'épithélium sur toute l'étendue de l'intestin grêle*, excepté dans le fond des glandes en tube. Cette lésion rend compte de l'abondante transsudation aqueuse qui se fait au niveau de l'intestin. Il y a en outre infiltration embryonnaire du tissu adénoïde de la muqueuse et des villosités.

La tunique musculeuse est intacte, la tunique séreuse est desquamée de son épithélium qui par sa fonte constitue l'enduit visqueux du péritoine.

En résumé, il s'agit là d'une *entérite aiguë desquamative*.

Lésions viscérales. — Après l'intestin, l'organe le plus atteint est le *rein*, et ses lésions sont en rapport avec l'anurie de la période algide et l'albuminurie de la période de réaction. Les lésions sont plus accentuées dans le second cas que dans le premier. Les reins sont plutôt petits. Ils présentent les altérations d'une *néphrite régressive* portant plus spécialement sur les tubes contournés et sur le glomérule.

Quant à la rate et au foie, toujours touchés par les maladies infectieuses, ils ne présentent pas dans le choléra d'altération qui vaille la peine d'être signalée.

Rapport des lésions avec les microbes. — Les bacilles virgules sont répandus dans tout l'intestin, dans le liquide des selles. Après la chute de l'épithélium, ils pénètrent dans les glandes et dans les couches superficielles de la muqueuse, mais ne dépassent pas cette membrane. On n'en trouve ni dans le rein, la rate, le foie, ni dans le sang ou les urines.

Cette absence de localisation viscérale du bacille a fait mettre en doute par certains auteurs sa valeur pathogène.

PHYSIOLOGIE PATHOLOGIQUE.

Nombreuses sont les théories qui ont été émises pour expliquer les symptômes du choléra. On peut, avec Fernand Widal (*Traité de Médecine*), les grouper en quatre principales :

1° La *théorie nerveuse* ou du *grand sympathique* (Marey);

2° La *théorie cardiaque* ou *réflexe* ;

3° La *théorie intestinale* ;

4° La *théorie toxique* (Bouchard).

1° La *théorie nerveuse*, émise par Marey, considère le choléra comme une affection primitive du grand sympathique, déterminant la contraction des divers muscles lisses, en particulier des artérioles, ce qui expliquerait les divers accidents de la maladie. Mais cette théorie ne tient pas un compte suffisant des accidents gastro-intestinaux.

2° La *théorie cardiaque* a été soutenue, dès 1866, par Eulenburg. Il rapportait l'algidité cholérique à l'adynamie cardiaque provoquée par une irritation nerveuse provenant de l'intestin. Cette théorie a trouvé un appui dans les expériences de Tarchanoff et de François Franck, qui ont montré l'arrêt du cœur par l'irritation de l'intestin ou des nerfs mésentériques.

3° Pour la *théorie intestinale*, la plus généralement admise, la lésion intestinale agirait à la fois par déshydratation et par intoxication : elle provoquerait une déshydratation du sang ou des tissus et consécutivement une accumulation de matières extractives toxiques dans l'organisme. Avec cette théorie, on se rendrait assez bien compte du rôle des bacilles virgules qui agiraient simplement en provoquant la desquamation épithéliale de l'intestin, permettant ainsi la transsudation par l'intestin de tous les liquides de l'organisme, d'où découlent ensuite les accidents de l'attaque cholérique. Mais il faut tenir compte aussi des phénomènes toxiques dépendant des sécrétions de ces bacilles.

4° Enfin, M. le professeur Bouchard a émis une nouvelle théorie, d'après laquelle il y aurait dans le choléra *deux intoxications* : une intoxication primitive, *cholérique* proprement dite, coïncidant avec la période algide, et une intoxication secondaire, *urémique*, commençant avec l'anurie et le myosis et dominant pendant la période dite de réaction.

En résumé, chacune de ces théories contient une part de vérité, et, en réalité, le choléra reconnaît une *pathogénie complexe* : à côté de l'intoxication, qui est dominante, il faut reconnaître l'importance de la déshydratation des tissus et celle des réflexes partis du tube digestif.

En faveur de cette dernière influence, n'a-t-on pas le collapsus algide, signalé par Charcot, que peuvent provoquer les crises gastriques tabétiques?

DIAGNOSTIC.

Le diagnostic du choléra est habituellement facile dans les cas complets. Il y a un certain nombre de symptômes caractéristiques, tels que les selles riziformes accompagnées ou non de vomissements, les crampes, l'anurie, l'aphonie, l'algidité et la cyanose, qui permettent de faire le diagnostic de cette maladie. Dans les cas frustes, en dehors de la notion épidémique, le diagnostic est impossible à faire.

Mais le *syndrome cholériforme* n'appartient pas en propre au choléra vrai, on peut le rencontrer dans un certain nombre d'intoxications ou d'infections.

Parmi les *intoxications*, il faut signaler l'empoisonnement aigu par le *tartre stibié*, le *sublimé* et surtout l'*arsenic*, comme donnant lieu au tableau clinique du choléra. Il existe pourtant quelques différences pouvant mettre sur la voie du diagnostic, ce sont : la sensation de brûlure dans la bouche, le long de l'œsophage, à l'estomac, accompagnées parfois de lésions de la bouche et des lèvres. Les vomissements sont primitifs, très douloureux, les selles sont moins abondantes, sans aspect riziforme, souvent muco-sanguinolentes. L'adynamie est plus précoce. Enfin, l'examen chimique des matières vomies lèvera tous les doutes.

La *Malaria* peut simuler le choléra dans les cas d'accès pernicieux cholériformes[1]. Ici il n'y a pas habituellement de selles riziformes ; les vomissements et les selles sont plutôt bilieux. En outre, les accidents affectent la forme rémittente ou intermittente et s'accompagnent, avant la période d'algidité, de véritables accès de fièvre. Le sulfate de quinine enfin juge la question et permet de poser le véritable diagnostic.

Dans les pays, comme l'Indo-Chine, où le choléra et l'impaludisme sont endémiques, le diagnostic devient souvent impossible, car il peut y avoir mélange des deux affections.

Mais il est un diagnostic important qui se pose presque toujours au début de chaque épidémie cholérique, c'est le diagnostic entre le choléra vrai et le *choléra nostras*.

Le CHOLÉRA NOSTRAS est une affection essentiellement saisonnière, généralement sporadique, rarement épidémique, se produisant pendant l'été, au moment des fortes chaleurs et provoquée le plus souvent, chez les adultes, par l'impression brusque du froid ou l'ingestion de boissons glacées, le corps étant en sueur; chez les jeunes enfants, par une nourriture intempestive au moment du sevrage.

Le plus souvent, les accidents débutent par des vomissements d'abord alimentaires, ensuite bilieux. Il en est de même des selles,

[1] Voyez Boinet: *Revue de Médecine*, 1890, pag. 832.

qui sont bilieuses et séreuses, habituellement non riziformes. Ces accidents aboutissent rarement à l'algidité, et la guérison survient rapidement dans la plupart des cas, sauf chez les très jeunes enfants.

Mais il y a des cas graves où le tableau clinique est identiquement celui du choléra asiatique (selles riziformes comprises) et la mort survient par aggravation progressive du collapsus.

La terminaison fatale est généralement plus retardée que dans le choléra asiatique ; de même, si la guérison se produit, la réaction n'est pas aussi accentuée.

Malgré ces différences, le diagnostic symptomatique est souvent impossible à faire, et c'est ce qui a conduit certains auteurs (J. Guérin, Peter) à admettre une identité absolue des deux choléras.

Diagnostic bactériologique. — Devant l'impuissance du diagnostic symptomatique, on a pensé à utiliser les caractères bactériologiques des deux choléras.

On a décrit au choléra nostras un certain nombre de microbes pathogènes : En 1884, *Finkler* et *Prior* décrivirent dans les selles un bacille virgule très analogue à celui de Koch, mais s'en distinguant nettement par la liquéfaction très rapide des cultures sur gélatine et par l'absence de la réaction du Choléra-Roth. En 1890, *Gilbert* et *Girode* ont isolé dans trois cas de choléra nostras le *bacterium coli commune* dont l'ingestion par le cobaye aurait provoqué un choléra nostras expérimental.

Dans une publication toute récente, Koch vient d'affirmer une fois de plus la valeur *pathognomonique* du *bacille virgule*, dont la recherche dans les selles doit être poursuivie à l'aide de ses caractères bactériologiques. Il faut procéder :

1° Par un examen microscopique des selles riziformes donnant un résultat dans 50 % des cas ;

2° Par culture sur peptone et sur gélatine ;

3° Par la réaction du rouge de choléra ;

4° Par inoculation des cultures cholériques chez le cobaye d'après le procédé de Pfeiffer.

Le résultat positif de ces recherches permettra d'affirmer le choléra asiatique.

PRONOSTIC.

Le pronostic du choléra est très grave. En temps d'épidémie, celui d'une diarrhée même légère doit être réservé, toute diarrhée pouvant conduire au choléra. Parmi les symptômes les plus défavorables au point de vue du pronostic, signalons les crampes violentes, l'angoisse extrême, le collapsus avec relâchement des sphincters, l'anurie, l'aphonie, l'absence du pouls radial ; enfin le coma, le délire, les convulsions.

Le pronostic varie suivant la période de l'épidémie. Au début, la mortalité est en moyenne de 50 à 60 %, puis diminue sensiblement. Les conditions individuelles ont aussi une influence pronostique dominante : la mortalité est plus forte chez les enfants, les vieillards, les misérables, les cachectiques, les alcooliques et surtout les aliénés [1].

---

[1] Depuis que ces leçons ont été faites, M. Petit (de Cette) a fait connaître un signe qui indiquerait avec certitude la terminaison fatale prochaine ; c'est la transformation des selles riziformes inodores en selles de teinte rosée et d'odeur cadavérique repoussante ; dans tous les cas où ce signe a été noté, la mort se serait produite au bout de deux ou trois heures.

CINQUIÈME LEÇON.

Prophylaxie et Traitement.

I. PROPHYLAXIE.

La *prophylaxie* du choléra a certainement plus d'importance que sa thérapeutique : on peut en effet s'en préserver plus facilement que ce que l'on s'en guérit une fois atteint.

Pour qu'une épidémie de choléra se produise, il faut : 1° l'importation du germe ; 2° un milieu favorable au développement de ce germe ; 3° pour chaque cas particulier, une réceptivité individuelle.

De ces trois conditions de développement de la maladie découlent donc *trois* indications prophylactiques : 1° *Empêcher l'importation des microbes* ; 2° *Ecarter toutes les conditions favorables au développement et à la dissémination des germes* ; 3° *Empêcher tout ce qui peut favoriser la réceptivité individuelle.*

1° EMPÊCHER L'IMPORTATION DU GERME CHOLÉRIQUE. — Nous avons vu que les épidémies naissaient généralement dans l'Inde ; on pourrait s'efforcer de les éteindre dans leur foyer d'origine, mais c'est là de longtemps encore une utopie irréalisable.

Le choléra arrivant en Europe par deux voies différentes, la voie terrestre d'une part, par la Perse et la mer Caspienne, d'autre part la voie maritime, par l'Égypte et le canal de Suez, ce sont ces deux routes que l'on doit s'efforcer de lui barrer. Mais c'est là un problème d'hygiène internationale sur lequel je n'insiste pas, vous renvoyant aux ouvrages spéciaux, en particulier au livre de M. Proust : *La défense de l'Europe contre le choléra.*

Une fois l'Europe envahie, il faut s'efforcer d'empêcher l'extension du fléau à notre territoire. Enfin, quand il est installé dans le pays, il faut tâcher d'empêcher l'envahissement des villes encore indemnes. Pour réaliser cette défense, quels moyens avons-nous à notre disposition ?

Il y a d'abord les *quarantaines* consistant à isoler dans un endroit déterminé tous les sujets provenant d'une localité suspecte. Mais si elles sont applicables dans les ports, elles sont irréalisables sur terre : les *cordons sanitaires* n'ont jamais servi qu'à propager la maladie par les soldats chargés de les former. C'est en outre une mesure barbare et le plus souvent inutile ; de plus, les foyers quaranténaires deviennent fréquemment des centres de dissémination cholérique.

Si donc ces mesures sont encore jusqu'à un certain point applicables aux limites de l'Europe, elles ne sauraient l'être entre les différents États européens et encore moins entre les villes d'un même pays. Ainsi que le soutiennent depuis dix ans les délégués français (MM. Brouardel, Proust) aux diverses conférences sanitaires internationales et que vient de le décider la dernière conférence de Dresde, les quarantaines doivent être remplacées, partout où cela est possible, par l'*examen médical des suspects avec isolement des malades et désinfection des linges et vêtements.* En effet, la propagation du choléra se fait surtout par les individus déjà malades et par les linges souillés de matières cholériques.

C'est la méthode qu'on a employée en France sur la frontière d'Espagne en 1890. A chaque gare frontière des médecins inspecteurs examinaient les voyageurs, les malades étaient isolés et soignés, le linge sale désinfecté. Grâce à ces mesures, il n'y eut pas d'importation cholérique en France.

Quant à la désinfection de tous les voyageurs arrivant d'un endroit contaminé comme on la pratiquait en 1884, en les soumettant à des pulvérisations de thymol, c'est une pure illusion, qui a en outre l'inconvénient d'inspirer une fausse sécurité.

2° COMBATTRE TOUTES LES CONDITIONS FAVORABLES AU DÉVELOPPEMENT ET A LA DISSÉMINATION DES GERMES. — Pour la défense des villes, toute mesure prohibitive vis-à-vis des voyageurs est impraticable. Les meilleurs moyens de préservation consistent : d'abord dans une *bonne hygiène urbaine,* ensuite une fois le choléra introduit, dans l'*isolement et la désinfection énergique des premiers cas*.

1° *Hygiène urbaine*. — Une bonne hygiène urbaine consis-tera essentiellement à pourvoir les habitants d'une bonne eau potable dont il faudra empêcher la contamination, et à avoir un bon système de vidanges, en particulier le *tout à l'égout* avec chasses d'eau fréquentes et siphons interrupteurs sur les branche-ments particuliers.

Au point de vue de l'eau potable, ce qu'il y a de mieux, c'est l'*eau de source*, et il est rare que les villes pourvues d'eau de source soient sérieusement atteintes, à moins de présenter d'autres causes puis-santes d'infection.

Beaucoup de villes, surtout celles du littoral, sont obligées d'emprunter leur eau potable aux rivières du voisinage, souvent infectées en amont de la prise. Dans ce cas, ces eaux doivent être soigneusement filtrées avant leur pénétration dans la canalisation urbaine. On a vu l'an dernier, grâce à la filtration de l'eau, Altona n'être pas infecté tout en buvant de l'eau originairement plus contaminée que celle de Hambourg.

Dans sa récente publication sur ce sujet, Koch[1] regarde l'eau de la nappe souterraine, celle des *puits*, comme bien supérieure à l'eau de rivière, la terre constituant le meilleur filtre vis-à-vis des microbes.

Mais, dans nos villages, dans nos campagnes, ce sont préci-sément *les puits qui sont les agents de propagation de l'épi-démie*, à cause des dépôts de fumiers, d'ordures placés tout autour, de leur communication possible avec les fosses d'aisance. C'est ce qui vous explique l'extension considérable des épidémies assez souvent observée après un orage qui peut avoir entraîné dans les puits des matières contaminées. Vous avez vu que la Commis-sion d'hygiène a déclaré tous les puits de Montpellier infectés.

Donc l'eau de puits, au moins dans nos pays, n'est pas à recom-mander, mais, si la population n'a pas d'autre eau potable, il faut

---

[1] Voir *Semaine médicale*, loc. cit., pag. 309, note 2.

lui conseiller de la faire *toujours bouillir*, avant de l'utiliser soit en boisson, soit pour les usages domestiques.

On devra nettoyer à grande eau les rues, désinfecter énergiquement tous les endroits où seraient déposées des ordures, combattre le méphitisme des bouches d'égout, des urinoirs avec le chlorure de chaux.

Dans les maisons, il faudra veiller attentivement à la propreté des locaux, des cabinets qui seront, autant que possible, munis d'un siphon. On les désinfectera au moyen du chlorure de chaux, de l'eau de cuivre, etc.

2° *Isolement et désinfection des cholériques.* — Vis-à-vis des individus atteints du choléra, les précautions à prendre seront les suivantes : 1° *isolement du malade*; 2° *désinfection énergique des évacuations* ; 3° *désinfection des linges, du cadavre* ; 4° *désinfection de l'habitation*.

L'idéal pour l'*isolement du malade* serait de le transporter dans un hôpital spécial, ou dans des pavillons isolés comme à l'Hôpital Saint-Eloi Suburbain, mais dans les familles la répugnance éprouvée à la seule idée de l'hôpital procure des résistances très nombreuses à ce genre d'isolement.

On doit alors placer le malade dans une chambre meublée avec le strict nécessaire, sans rideaux, ni tentures, et n'y laisser pénétrer que le personnel absolument indispensable. Les médecins, les gardes-malades, devront se désinfecter soigneusement en quittant les cholériques ; on se servira pour cela de solutions antiseptiques au sublimé, à l'acide phénique, au phénosalyl. On devra surtout se désinfecter les mains avant de manger, le tube digestif étant la porte principale d'entrée de la maladie ; la désinfection chirurgicale des mains serait même de mise.

La *désinfection des évacuations et des linges* est l'opération la plus importante, la propagation du choléra se faisant surtout par cette voie. Une désinfection bien faite des matières alvines, des matières vomies, des crachats et des linges est la meilleure des mesures de prophylaxie. On se servira pour cela d'*eau bleue*, solution de sulfate de cuivre à 50 °/₀₀.

Le malade rendra ses matières dans cette eau. Le même liquide, pur ou étendu, servira à la désinfection des linges, pour laquelle on pourrait aussi se servir d'*eau bouillante*.

Pour les étoffes qui craignent l'eau, les tapis, les tentures, les matelas, etc., on devra se servir d'étuves à désinfection à vapeur sous pression. Dans les petites localités, où l'on n'a pas d'étuves à désinfection, on fera envoyer des étuves mobiles, ou, faute de mieux, on placera les linges dans un appartement hermétiquement clos où l'on fera brûler une assez forte quantité de soufre.

Le cadavre du cholérique étant contagieux, il faut l'ensevelir au plus tôt, ou tout au moins le rendre inoffensif par une large désinfection. La fosse devra être très profonde et la bière recouverte de chaux vive ; la crémation serait en pareille circonstance la meilleure désinfection, si on pouvait la pratiquer.

Que le cholérique guérisse ou non, il faut *désinfecter soigneusement son habitation*. On peut employer, pour cela, des lavages et des pulvérisations de sublimé au 1/1000 ; le moyen le plus simple consiste à faire brûler, dans l'appartement, du soufre à raison de 30 gram. par mèt. cube, en ayant soin d'obturer tous les orifices.

On doit frotter les meubles et pulvériser les tentures avec la solution de sublimé.

Vous voyez donc, par les nombreuses mesures prophylactiques que je viens de vous indiquer, quelle importance il y a à signaler les premiers cas, afin que l'autorité puisse prendre les mesures de désinfection nécessaires, toujours négligées dans la classe pauvre.

3° ÉVITER TOUT CE QUI PEUT FAVORISER LA RÉCEPTIVITÉ INDIVIDUELLE. — En temps d'épidémie il faut s'efforcer par un bon régime de vie, par une bonne hygiène, de diminuer les réceptivités individuelles et les chances de contagion. Les excès de toutes sortes, en particulier l'alcoolisme, les excès de table, doivent être évités. Il faut mettre en pratique le quatrain de nos pères[1],

---

[1] Reproduit par M. Castan dans les leçons de 1884.

Tiens tes pattes au chaud,
Tiens vides tes boyaux,
Ne vois pas Marguerite,
Du choléra tu seras quitte.

Il faut éviter aussi les refroidissements nocturnes.

L'*alimentation* est ce qui doit être le plus particulièrement surveillé. On ne doit pas absorber des aliments avariés, des fruits ou des légumes verts. En outre, les fruits poussés au ras du sol doivent être laissés de côté, car ils ont pu être contagionnés par les eaux ou par le fumier. On doit, si l'on veut en manger, les faire cuire.

La question de l'eau est encore ici une des plus importantes. Il faut se méfier non seulement des eaux de puits ou de rivière, mais encore des eaux de Seltz, de certaines eaux minérales fabriquées avec de l'eau de provenance douteuse.

La glace est aussi à redouter, soit parce qu'elle peut contenir des germes infectieux, soit parce que son ingestion prédispose au dévoiement.

Quand on a de l'eau de provenance douteuse, il faut la purifier par différents procédés dont le plus efficace est l'*ébullition*. Mais on a l'inconvénient d'obtenir ainsi une eau privée de gaz, indigeste, et s'infectant très rapidement si on l'abandonne à l'air. Si on porte l'eau à 100° en vases clos, par exemple dans des canettes de bière hermétiquement fermées avec un ressort, on évite cet inconvénient, on a ainsi de l'eau suffisamment stérilisée et ayant conservé ses gaz.

Dans certains pays où les eaux sont chargées en calcaire, on emploie pour les purifier des substances qui précipitent le carbonate de chaux : en Orient, on se sert depuis longtemps d'alun dans ce but. Dans ces derniers temps, les expériences bactériologiques ayant démontré ce fait que, lorsque le calcaire d'une eau se précipite, il entraîne avec lui tous les microbes qui y étaient contenus, on a recommandé comme méthode générale d'épuration des eaux l'emploi des poudres anticalcaires (Maignen), composées de

chaux vive, de carbonate de soude et d'alun. D'après M. Burlu-
reaux, il suffit de $0^{gr},30$ à $0^{gr},35$ d'anticalcaire pour purifier un
litre d'eau.

On a indiqué encore l'*acidification*. De Christmas a montré
que les acides végétaux suffisaient pour cela et recommande
l'emploi de l'acide citrique à 1 gram. par litre.

Enfin un autre moyen pour purifier l'eau consiste dans l'emploi
des FILTRES. Les *filtres de ménage* formés de charbon et de sable
ou de terre poreuse *ne valent absolument rien* et au contraire
s'infectent très rapidement. Les filtres formés de porcelaine poreuse, d'amiante ont, eux, une certaine valeur, en particulier le filtre
Chamberland formé d'une bougie de kaolin pur et imaginé pour
filtrer les cultures de microbes. On est avec cet appareil un certain temps à l'abri des microbes, mais ils finissent cependant par
cultiver sur le filtre et passer à travers, ce qui nécessite un assez
fréquent nettoyage.

M. Maillé a imaginé des bougies en porcelaine d'amiante qui
peuvent être facilement désinfectées par l'ébullition et l'acide
sulfurique.

Enfin M. Maignen a construit un filtre anticalcaire en amiante
qui peut être aussi employé.

Mais rien ne vaut l'ÉBULLITION, surtout lorsqu'elle est pratiquée
en vase clos.

II. — TRAITEMENT.

Il n'existe pas de *traitement spécifique* du choléra, et on peut
dire que la découverte du bacille virgule n'a guère fait avancer
la thérapeutique de cette affection. L'application des méthodes
antiseptiques n'a pas donné de résultats bien encourageants, ainsi
qu'en témoignent les essais faits lors de la dernière épidémie à
Paris et surtout pendant l'épidémie de Hambourg.

On ne peut faire que de la médecine symptomatique et combattre le choléra à ses diverses périodes, en particulier à la période
prodromique, parce que c'est le moment où l'action thérapeutique est la plus énergique.

1° TRAITEMENT DE LA DIARRHÉE PRÉMONITOIRE. — Le traitement de la diarrhée prémonitoire doit être appliqué aussi aux diarrhées saisonnières qui peuvent se présenter au cours d'une épidémie cholérique et qui ouvrent souvent la porte au choléra.

En temps de choléra, ainsi que l'a montré M. le professeur Grasset, si la diarrhée est liée à des troubles gastriques, il faut éviter d'administrer des purgatifs, salins en particulier, qui souvent précipitent les accidents. S'il y a de l'embarras gastrique au début vous donnerez un *vomitif*, de l'*ipéca* exclusivement et jamais du tartre stibié, qui peut devenir le point de départ d'accidents cholériformes.

On peut aussi prescrire le *calomel*, qui, bien que purgatif, est un antiseptique énergique en même temps qu'un excitant de la sécrétion biliaire, milieu dans lequel la vie est difficile au germe infectieux. En Allemagne, cette médication paraît avoir donné d'assez bons résultats.

On donne tout à fait au début pour un adulte :

$$0^{gr},30 \text{ à } 0^{gr},50 \text{ de calomel}$$

le matin en cachets ou dans du lait, en recommandant de ne pas absorber ensuite du chlorure de sodium.

Quant à la diarrhée elle-même, elle sera combattue par les *antiseptiques intestinaux* auxquels on pourra joindre l'*acide lactique*, dont Hayem a démontré les qualités désinfectantes et antidiarrhéiques.

On prescrira des cachets renfermant chacun :

Benzonaphtol................	$0^{gr},20$
Salicylate de bismuth..........	$0^{gr},30$

à prendre, un cachet toutes les trois heures.

L'acide lactique sera donné sous forme de limonade :

Acide lactique............	10 gram.
Sirop de limon...........	200 —
Eau distillée.............	800 —
Essence de zestes de citron..	XX gouttes.

qu'on prendra pure ou coupée avec de l'eau par verres à bordeaux.

C'est une boisson agréable que, d'après le conseil d'Hayem, on peut employer avec avantages comme prophylactique.

En même temps, si la diarrhée est profuse, si elle s'accompagne de coliques, on donnera du *laudanum* à la dose de 10 à 30 gouttes dans les vingt-quatre heures.

Les lavements d'amidon, de graine de lin sont aussi indiqués.

Le traitement hygiénique ne doit pas être négligé : s'entourer le ventre d'une ceinture de flanelle, mais surtout modérer l'alimentation, qui devra être limitée à des potages, des crèmes, des œufs tant que la diarrhée durera.

Les Anglais avaient si bien compris l'importance de cette diarrhée prémonitoire que, lors des dernières épidémies, ils avaient organisé des corps de médecins et d'étudiants chargés d'aller visiter les logements ouvriers pour s'assurer si les habitants n'étaient pas atteints de diarrhée et les traiter.

Une fois la diarrhée enrayée, comme elle laisse généralement après elle une grande faiblesse, les toniques sont alors indiqués, mais il n'est pas bon d'abuser des boissons alcooliques, qui exposent à de nouvelles rechutes.

2° TRAITEMENT DU CHOLÉRA CONFIRMÉ. — Le *traitement du choléra confirmé* consiste d'abord à prescrire une diète rigoureuse, l'ingestion de substances alimentaires, même les plus légères, aggravant la diarrhée et les vomissements.

Il faut ensuite combattre les principaux éléments morbides en suivant la méthode des indications. D'après M. le professeur Hayem, les indications les plus importantes peuvent se ranger sous trois chefs :

1° *Combattre les troubles gastro-intestinaux* ;

2° *S'opposer au refroidissement périphérique et à l'affaiblissement de la calorification* ;

3° *Combattre la déshydratation du sang et le collapsus qui l'accompagne.*

1° *Combattre les troubles gastro-intestinaux.*— Dès la période d'état, les médicaments trouvent à leur action un obstacle sérieux par suite de la grande quantité de liquide qui emplit l'intestin et par suite des vomissements qui les rejettent presque complètement. La chute de l'épithélium intestinal diminue encore leur absorption.

Il ne faut donc pas trop compter sur l'efficacité des médicaments internes, il faut même se préoccuper de leur accumulation possible dans le tube digestif. Les malades, bourrés d'opium pendant la période algide, l'absorbent rapidement à la période de réaction et sont intoxiqués. Il ne faut donc pas leur donner des doses de médicaments pouvant être nuisibles par la suite.

A cette période, l'antisepsie intestinale, suivant les préceptes de Bouchard, au moyen de substances insolubles, devient inefficace.

Le *salol*, recommandé par Lœwenthal, n'a pas donné de meilleurs résultats : à l'autopsie de certains cholériques on l'a trouvé en petites masses non dissoutes dans l'estomac. Les autres antiseptiques, créoline, eau de chlore, résorcine, essayés à Hambourg, n'ont pas mieux réussi.

Eisenlohr et Praussnitz, de Hambourg, se seraient bien trouvés de l'emploi du *calomel*, soit seul, soit associé au bismuth, à la dose de $0^{gr},05$ chaque heure. Un des effets les plus utiles du calomel serait de maintenir l'urination à un taux élevé.

L'*acide lactique* est utile et peut être porté à 15 et 20 gram. par vingt-quatre heures, mais son action est moindre qu'à la période de la diarrhée prémonitoire.

On pourrait ici l'associer avec l'opium et l'alcool et employer la formule suivante de M. Grasset :

Acide lactique......... 10 à 20 gram.

Laudanum.............. 1 —

Rhum ou cognac....... 40 —

Sirop de coing........ 200 —

Eau distillée.......... 800 —

Quant à l'*opium*, son utilité est très discutée, autrefois il était

le remède le plus employé ; il peut rendre encore des services au
début du choléra confirmé, sous forme de laudanum ou d'élixir
parégorique ou en injections de morphine avec de l'atropine
pour s'opposer aux vomissements. Il doit être supprimé dès l'apparition de l'algidité, à cause des dangers du collapsus.

On peut encore employer l'*entéroclysme* de Cantani, d'après la
formule :

> Eau bouillie (38 à 40°)...   · 2 litres.
> Acide tannique.........   5 à 10 gram.
> Gomme arabique........'   50   —
> Laudanum.............   XX à L gouttes.

On le pratique avec un irrigateur puissant muni d'une longue
canule.

Contre les *vomissements*, un des symptômes les plus pénibles,
qui empêche en outre l'absorption des médicaments, on peut
employer les antiémétiques habituels. Ce qui réussit le mieux, ce
sont les boissons gazeuses et glacées, l'eau de Seltz, le champagne
frappé, l'ingestion de petits morceaux de glace.

Hayem recommande le lavage de l'estomac avec de l'eau
bouillie simple ou à 3 % d'acide borique. En le répétant toutes
les six à huit heures on arriverait à enrayer ce symptôme fâcheux.

Les *crampes*, qui tourmentent beaucoup les malades, seront uti-
lement combattues par les frictions simples ou aromatiques, au
besoin par les injections de morphine et d'atropine.

2° *S'opposer au refroidissement périphérique et à l'affaiblissement de la calorification.* — Les moyens à employer pour remplir
cette indication sont externes ou internes.

Parmi les moyens *externes,* on peut avoir recours à l'application
du chaud ou du froid.

La *chaleur* est appliquée soit sous forme de bouillottes, soit
sous forme d'enveloppements chauds ou de fomentations chau-
des sur le corps, mais le moyen le plus énergique paraît être le
bain chaud à 40°, qui a été employé seul ou combiné aux injections intra-veineuses dans la dernière épidémie de Paris.

Ces bains employés par Lesage, à l'hôpital Saint-Antoine, font disparaître les crampes, amènent le retour des urines et élèvent le pouls. Dans les cas graves, il faut les renouveler toutes les trois heures, leur durée est de vingt minutes en moyenne. Ils reconnaissent comme contre-indication la tendance marquée au collapsus. Enfin les *bains sinapisés* ont été employés avec succès contre le choléra infantile.

Inversement, on peut employer le *froid* en pratiques hydro-thérapiques. L'application du drap mouillé avec enveloppement de couvertures de laine pendant deux heures, indiquée par M. Grasset, et renouvelée toutes les deux ou trois heures, peut donner de bons résultats.

Un docteur hollandais, M. Schœvers (de La Haye)[1], aurait obtenu des succès par cette méthode en imbibant le drap mouillé d'une solution de chlorure de sodium pur.

On peut faire aussi des frictions avec l'essence de térében-thine, ou avec tout autre liquide stimulant.

Les *moyens internes* à appliquer consistent en alcooliques, en stimulants diffusibles, en injections d'éther, de caféine, en punch, en champagne glacé, etc.

Desprez (de Saint-Quentin) s'est bien trouvé de la potion sui-vante :

Chloroforme . . . . : . .	1 gram.	
Alcool	8	—
Acétate d'ammoniaque	10	—
Sirop de chlorhydrate de morphine.	40	—
Eau . . . . . . :	110	—

L'emploi simultané des boissons stimulantes (thé, menthe, café, punch, etc.) est aussi indiqué. En Russie, on a employé dans certains cas un mélange de rhum et de poivre, mais celui-ci peut irriter énormément l'intestin dépourvu d'épithélium.

3° *Combattre la déshydratation du sang et les phénomènes con-sécutifs (asphyxie, collapsus).* — Pour combattre la déshydrata-tion du sang, on avait vanté le gavage par les liquides. Mais la

[1] *Semaine médicale*, n° 41, 1893.

méthode de choix réside dans l'emploi des *injections intra-vei-*
neuses ou des *injections sous-cutanées de sérum artificiel.*

Les *injections intra-veineuses,* indiquées dès 1832 et pratiquées par un médecin écossais, Latta, et plus tard par quelques
autres, n'étaient pas entrées dans la pratique. C'est à M. Hayem
que revient l'honneur d'avoir, en 1884, perfectionné et généralisé
cette méthode [1]. Cet auteur se sert de la solution suivante :

> Chlorure de sodium pur......... 5 gram.
> Sulfate de soude............. 10 —
> Eau distillée................ 1000 —

qu'on a soin de stériliser, avant de s'en servir, à l'autoclave.
Le liquide est employé à la température de 32 à 40°. La dose
est de 2 litres à 2 litres 1/2 à injecter immédiatement dans un
quart d'heure. On peut se servir pour cela, comme l'a fait Hayem,
d'une petite pompe en caoutchouc (genre Enema), aspirante
d'un côté, foulante de l'autre.

On pourrait se servir avec avantage d'un siphon. On choisit
une veine du pli du coude ou la veine saphène interne, que l'on
incise en V d'un coup de ciseau.

Les effets immédiats de l'injection sont très remarquables, on
assiste à une véritable résurrection du malade, la respiration
devient ample, profonde et régulière, le pouls se relève. Dans
les cas favorables, il se produit une réaction franche, soutenue,
définitive. Les urines ne reviennent guère avant vingt-quatre
heures.

Mais en général il faut revenir à l'opération : 5 à 6 transfusions
et plus peuvent être nécessaires. Il ne faut pas attendre que l'algidité soit complète et la circulation interrompue pour les pratiquer ; plus on opérera de bonne heure, dès que l'algidité se prononce, plus on aura de chances de succès.

Les *injections sous-cutanées* ont été pratiquées par Gantani, en
1884, au moyen de la solution suivante :

> Chlorure de sodium........... 4 gram.
> Bicarbonate de soude......... 3 —
> Eau...................... 1000 —

[1] Hayem ; *Traitement du choléra,* 1885.

chauffée à 38 ou 40, qu'il injectait, soit sous la clavicule, soit à l'abdomen, soit à la région interscapulaire. On peut ainsi faire pénétrer en trente minutes 1 litre à 1 litre 1/2 de liquide.

Cette pratique a donné de bons résultats à Cantani, à Semmola, plus récemment à Rumpf et Michael (de Hambourg). Cependant Rieder et Schede reconnaissent une réelle supériorité aux injections intra-veineuses.

Enfin on peut *combiner les injections intra-veineuses avec la saignée.* Jadis on traitait les cholériques comme les autres malades par la *saignée*, et cette pratique paraît avoir donné de bons résultats dans certains cas. Cela s'explique si on considère que le sang du cholérique est très chargé en toxines, comme celui de l'urémique.

Dans la dernière épidémie de Hambourg, Samter a conseillé de combiner les injections intra-veineuses avec la phlébotomie pratiquée après reprise de la circulation, afin de faciliter l'issue du poison cholérique.

Mais à notre connaissance, c'est à MM. Mairet et Bosc que revient l'honneur d'avoir, les premiers, mis en pratique cette méthode combinée dans le traitement du choléra. Ils pratiquent d'abord une saignée d'environ 150 gram., afin d'éliminer les toxines sanguines et ensuite une injection intra-veineuse de sérum. Cette méthode, d'ailleurs très rationnelle, si on veut aller au fond des choses, leur aurait donné de bons résultats. Espérons que l'expérience ultérieure les confirmera et que le traitement du choléra se trouvera enrichi d'un nouveau moyen, réellement efficace.

Enfin, on a préconisé encore d'autres méthodes, parmi lesquelles je signalerai seulement les inhalations d'oxygène et l'électricité.

Les *inhalations d'oxygène* sont surtout indiquées dans les formes asphyxiques, elles ont donné plusieurs succès à M. Cunéo lors de la dernière épidémie de Toulon, en 1884.

L'action de l'*électricité* est basée sur le rôle prépondérant joué par le grand sympathique dans l'attaque cholérique. On électrise, au moyen d'un courant continu ascendant, le sympathique cervical. Dans un cas grave de choléra nostras, dont j'ai été témoin, cette électrisation pratiquée par mon Collègue, M. Regimbeau, fit disparaître l'algidité, amena le retour du pouls et permit une réaction d'ailleurs irrégulière au cours de laquelle le malade succomba. Dans une autre circonstance analogue, le résultat fut plus heureux.

3° TRAITEMENT DE LA RÉACTION. — Le malade, arrivé à *la période de réaction* et sorti de l'attaque de choléra, n'est pas encore hors de danger. Il a à passer par toutes les péripéties de la réaction, mais ici il n'y a pas d'indications générales, elles varient suivant chaque cas. C'est maintenant que la quinine, les révulsifs, les bains tièdes, peuvent rendre des services.

L'alimentation doit être reprise avec beaucoup de prudence, d'abord du bouillon, du lait coupé, ensuite du lait pur. Il faudra attendre le retour complet des fonctions gastro-intestinales avant de donner une alimentation solide. Les rechutes ne sont pas rares à la suite d'une alimentation intempestive.

Dans la *convalescence*, il faudra aider à la réparation des forces par les toniques (quinquina, kola, ferrugineux, etc.).

Vous voyez, Messieurs, que, malgré la gravité du mal, vous n'êtes pas complètement désarmés ; un certain nombre de méthodes thérapeutiques ont une réelle valeur, mais pour être couronnés de succès, vos efforts doivent s'employer dès le début, dès les premiers symptômes : vous pourrez ainsi sauver votre malade. Plus vous attendrez pour agir, plus vous compromettrez le succès de votre thérapeutique.

N'oubliez pas aussi, en temps d'épidémie cholérique, de *relever le moral* non seulement de vos malades, mais encore de l'entourage, de la population tout entière. Comme l'a dit M. le professeur Bertin-Sans : *en temps d'épidémie, la fermeté de tous est la moitié du salut, et la sérénité du médecin, c'est le courage de la population.*

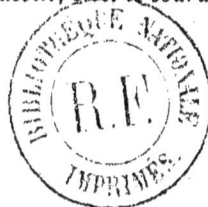

TABLE DES MATIÈRES

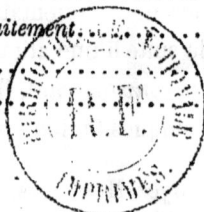

www.ingramcontent.com/pod-product-compliance
Lightning Source LLC
Chambersburg PA
CBHW050527210326
41520CB00012B/2475